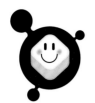

科学原理早知道 我们的身体

心脏，
怦怦怦

[韩] 申贤镇 文
[韩] 吴恩英 绘
祝嘉雯 译

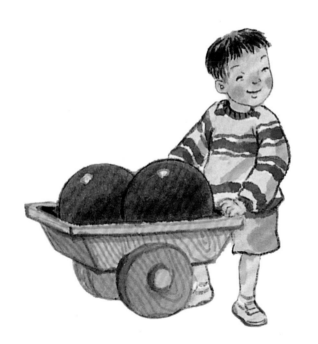

U0196482

化学工业出版社
·北京·

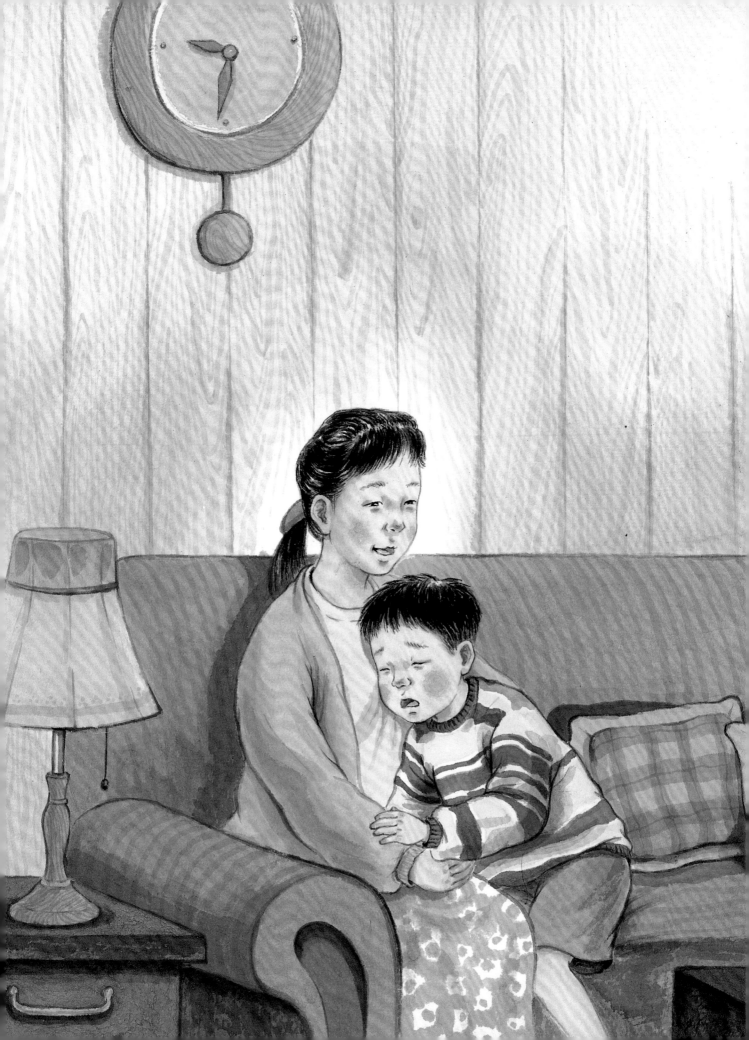

小贤睡午觉时做梦了。

"妈妈，我做了一个好可怕的梦。我的心脏现在还在怦怦怦直跳呢。"

妈妈抱起小贤，右手放在了小贤的左胸口处。

怦怦怦，咚咚咚。

"我们小贤是不是吓坏了？心脏到现在还跳得很厉害呀。

为了安慰我们的小贤，妈妈给你讲一个关于心脏的有趣故事吧。"

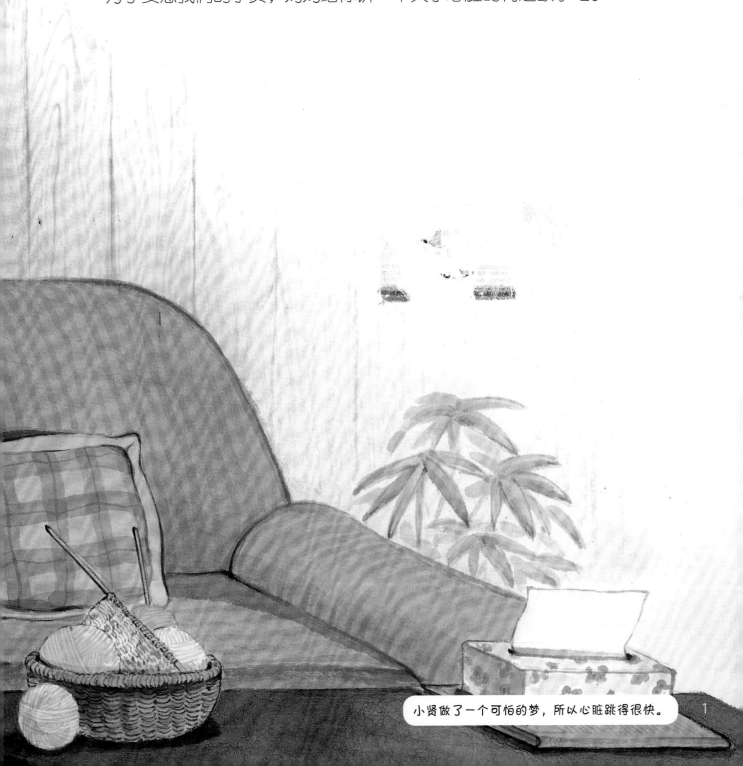

小贤做了一个可怕的梦，所以心脏跳得很快。

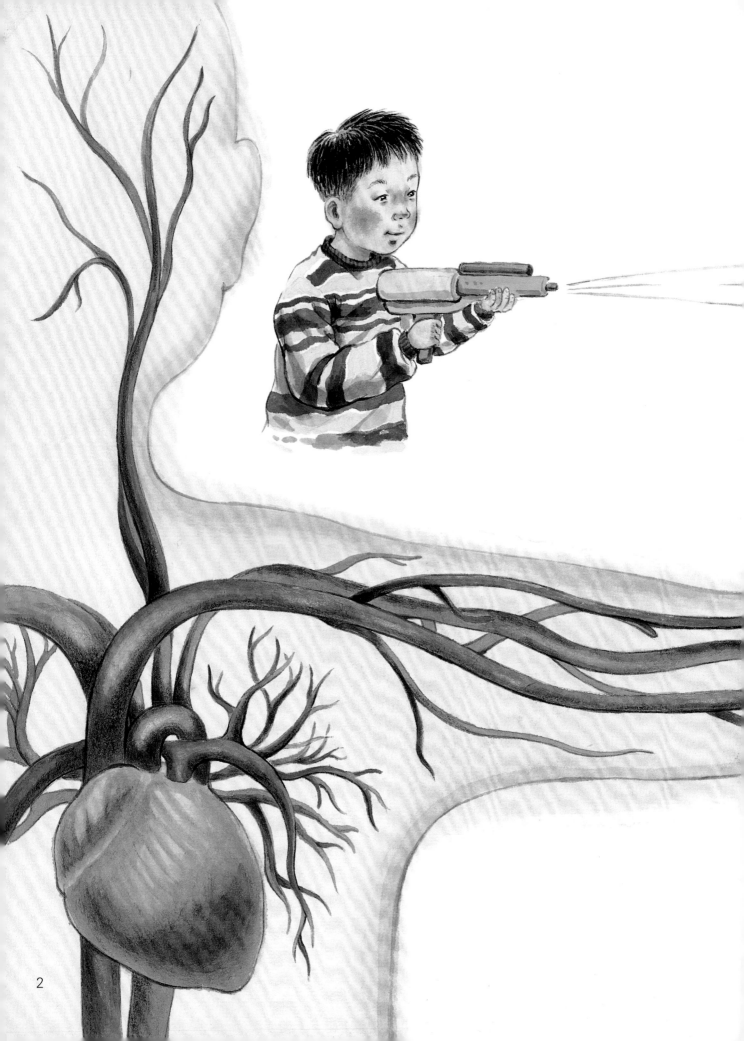

"小贤是不是最喜欢玩水枪了？"

"当然啦。扣动扳机就能看到水枪里的水发射出去，这实在太酷了。"

"其实小贤的心脏也和这水枪一样哦。心脏就像是水枪上的扳机，在扣动和松开的一瞬间，血液就从心脏出发，然后被送到全身各处。"

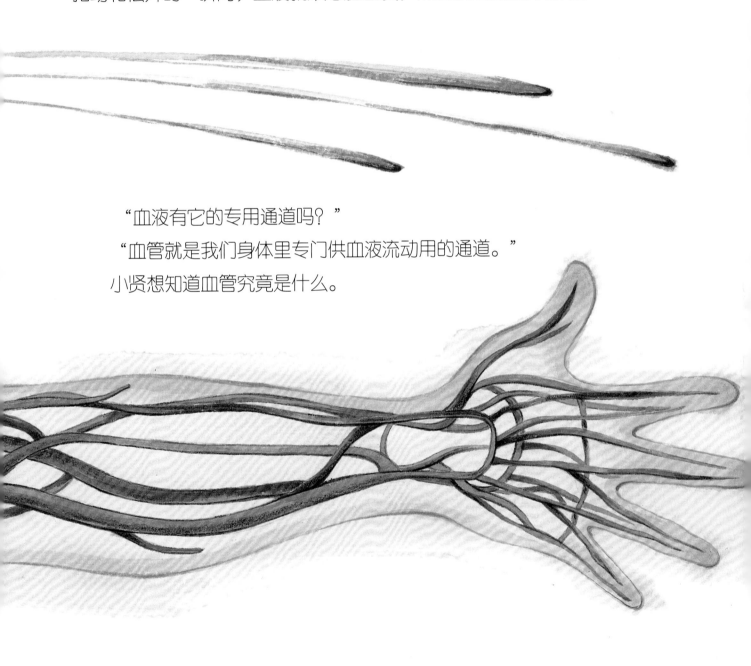

"血液有它的专用通道吗？"

"血管就是我们身体里专门供血液流动用的通道。"

小贤想知道血管究竟是什么。

心脏是给全身供给血液的地方，血液经血管流至身体的每一个角落。

"血液的流动通道有两条。从心脏出发的这条通道叫做'动脉'，重新回到心脏的这条叫做'静脉'。通过这两条通道，血液就能在我们的身体里一直循环流动了。"

"只有血液它自己吗？"

"当然不是啦，它还带着氧气和营养物质。血液带着通过呼吸进入我们体内的氧气，还有从食物中摄取的营养物质一起流动到身体各处，并将它们分配给各处的细胞。于是细胞就获得了所需的能量。"

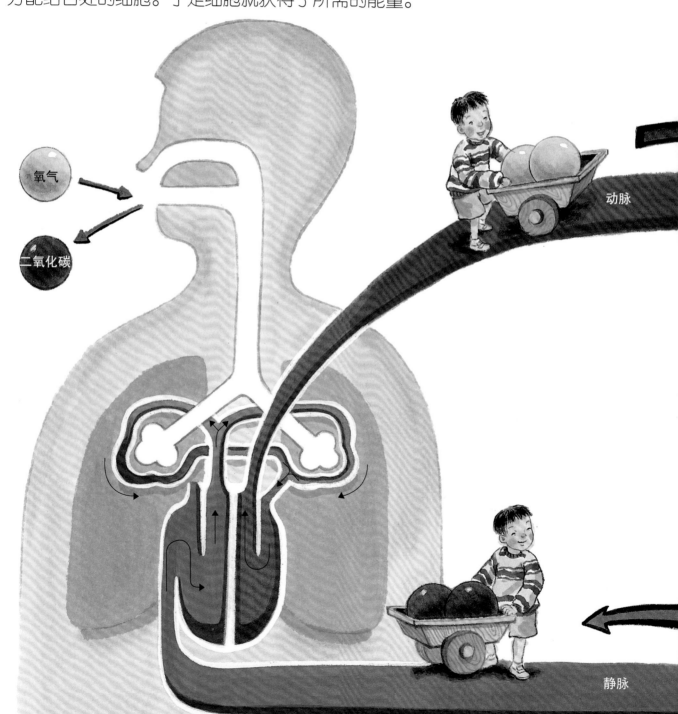

氧气

二氧化碳

动脉

静脉

"那血液它运送完氧气和营养物质以后，是自己一个人回到心脏的吗？"

"不是哦，细胞在获得了能量之后，就会排出二氧化碳和废物，血液会带着它们返回心脏。所以呈暗红色的静脉血中有较多的代谢废物。"

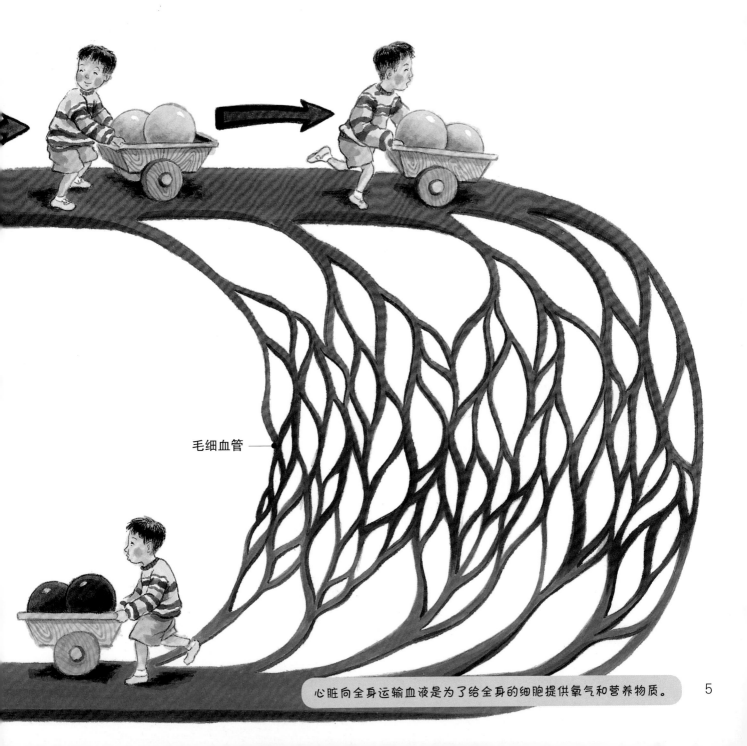

毛细血管

心脏向全身运输血液是为了给全身的细胞提供氧气和营养物质。

5

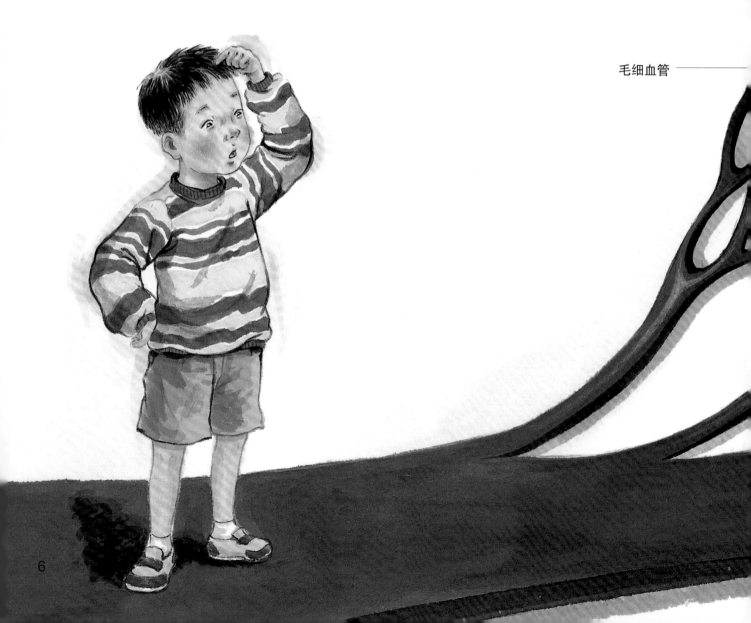

"可是血液是怎么分辨出谁是氧气，谁是营养物质的？"

"还在血管里的时候确实是分辨不出来，所以在我们身体的每个角落里，还存在一种叫'毛细血管'的微细血管。它的血管壁非常薄，因此氧气与营养物质被细胞吸入的场景，看起来就像是水渗透过面巾纸一样。"

"真的太神奇了。那我们能直接观察到血管吗？"

"倒也有能轻易就被看见的血管。像动脉这种多分布在我们身体深处的血管，一般很难被看见；而像静脉这种多分布在体表的血管，我们可以一眼就看见它。像我们看到的青色血管就是静脉哦。"

毛细血管 ————

6

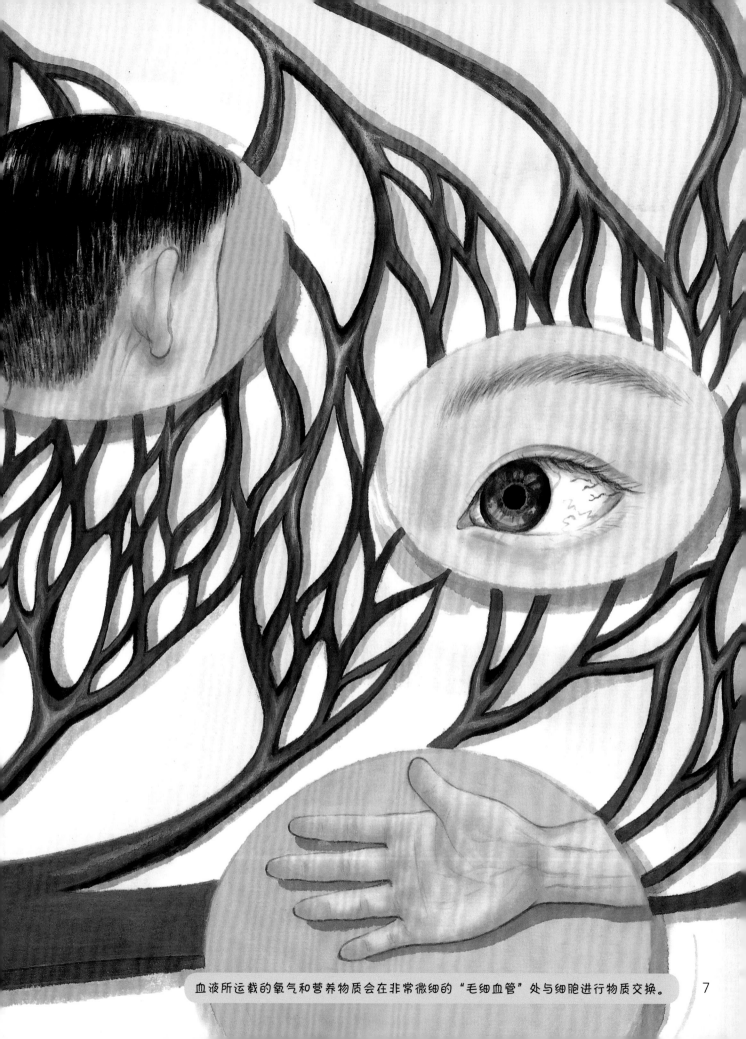

血液所运载的氧气和营养物质会在非常微细的"毛细血管"处与细胞进行物质交换。

血管

"妈妈，血液是怎样运送氧气和营养物质的呀？"
小贤想象了一下血液的模样，向妈妈开口问道。
"血液里有红细胞、白细胞，还有血小板等。负责运送氧气的就是红细胞。另外，红细胞中的血红蛋白使我们的血液呈红色，遇氧呈现出鲜红色是血红蛋白的一大特征哦。"
"那静脉呈暗红色是因为没有氧气的缘故咯。"
"是的。我们小贤真的是越来越聪明了。"

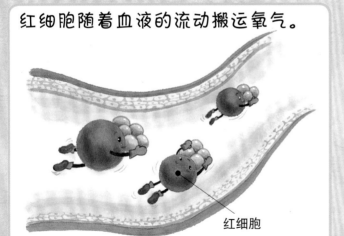

红细胞随着血液的流动搬运氧气。

红细胞

营养物质溶解在血液中，随着血液的流动，并穿过毛细血管到达细胞。

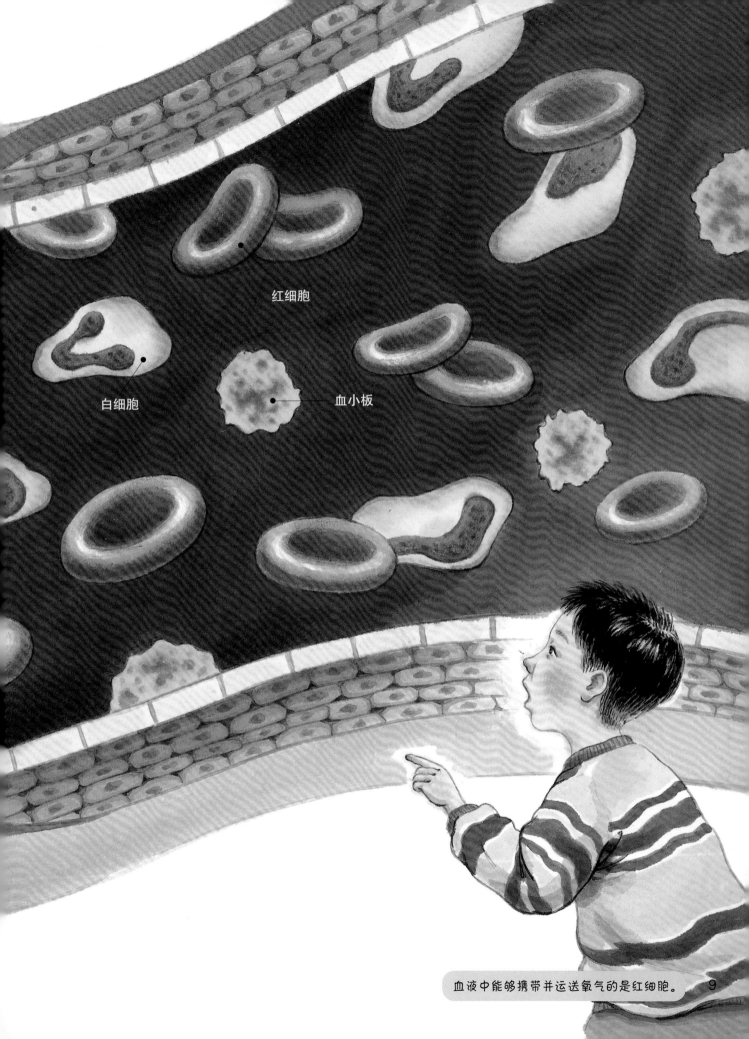

红细胞

白细胞

血小板

血液中能够携带并运送氧气的是红细胞。 9

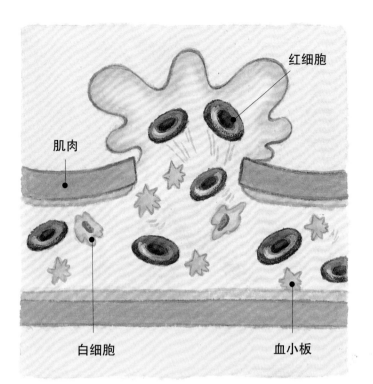

红细胞

肌肉

白细胞

血小板

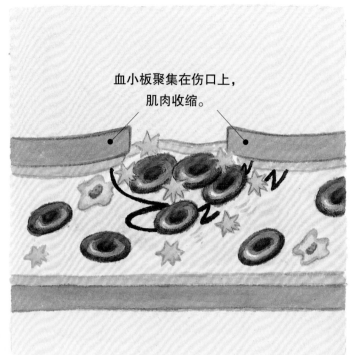

血小板聚集在伤口上，
肌肉收缩。

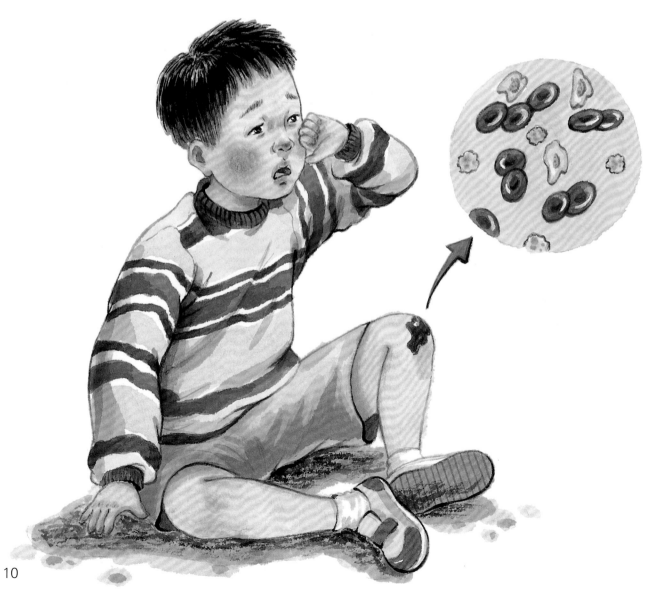

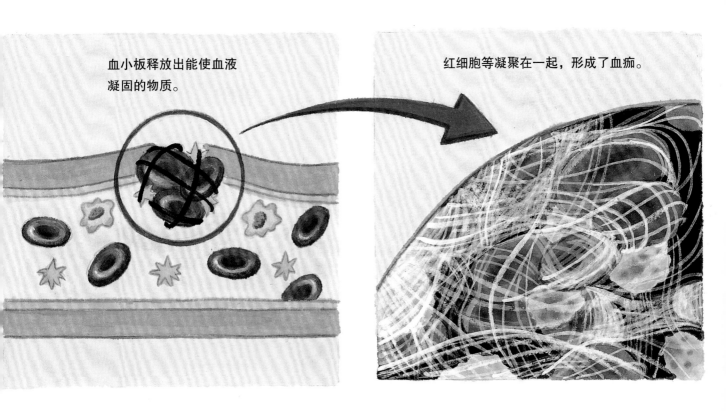

血小板释放出能使血液凝固的物质。

红细胞等凝聚在一起，形成了血痂。

"白细胞和血小板有什么作用呀？"

"还记得你上次在路上摔倒流血的事吗？出现伤口的话，就说明血管上有破口了，那么有害细菌就有可能会进入血管。这个时候，血液中的白细胞就会站出来与细菌战斗。血小板也会站出来加速血液凝固形成血痂。这样一来细菌就无法侵入血管了。"

这下小贤可算明白了。原来白细胞和血小板，在防止有害细菌的侵入上，发挥着这么重要的作用呢。

血液中的白细胞和血小板能够阻止有害细菌的侵入。 11

血液循环与呼吸

血液从心脏出发，流向全身后，又会重新回到心脏。

这叫做血液循环。

血液中的红细胞在循环过程中携带氧气，输送至身体的各个角落。

呼吸是指通过肺脏（肺）进行吸气和呼气动作的过程。

吸气时，从外部吸入氧气；呼气时，向外部呼出二氧化碳。

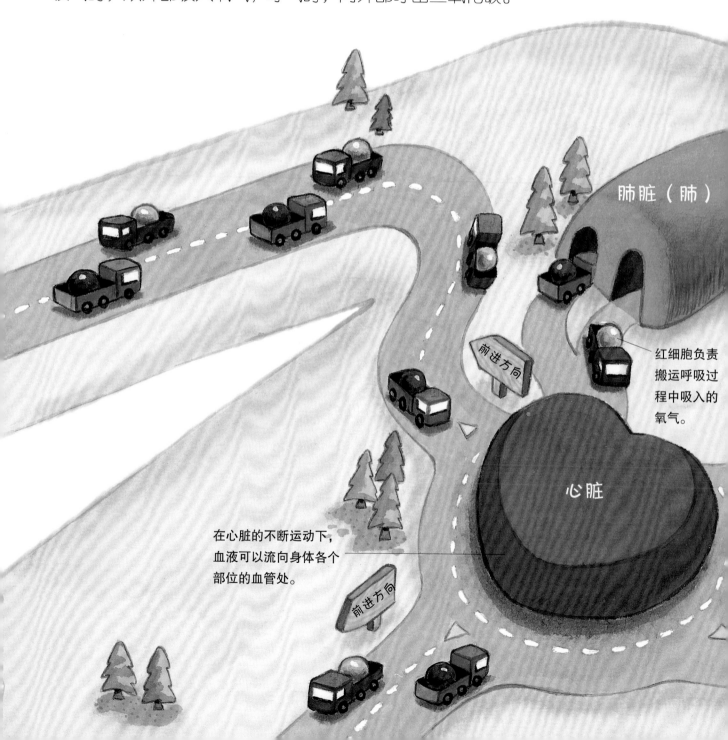

肺脏（肺）

前进方向

红细胞负责搬运呼吸过程中吸入的氧气。

心脏

在心脏的不断运动下，血液可以流向身体各个部位的血管处。

前进方向

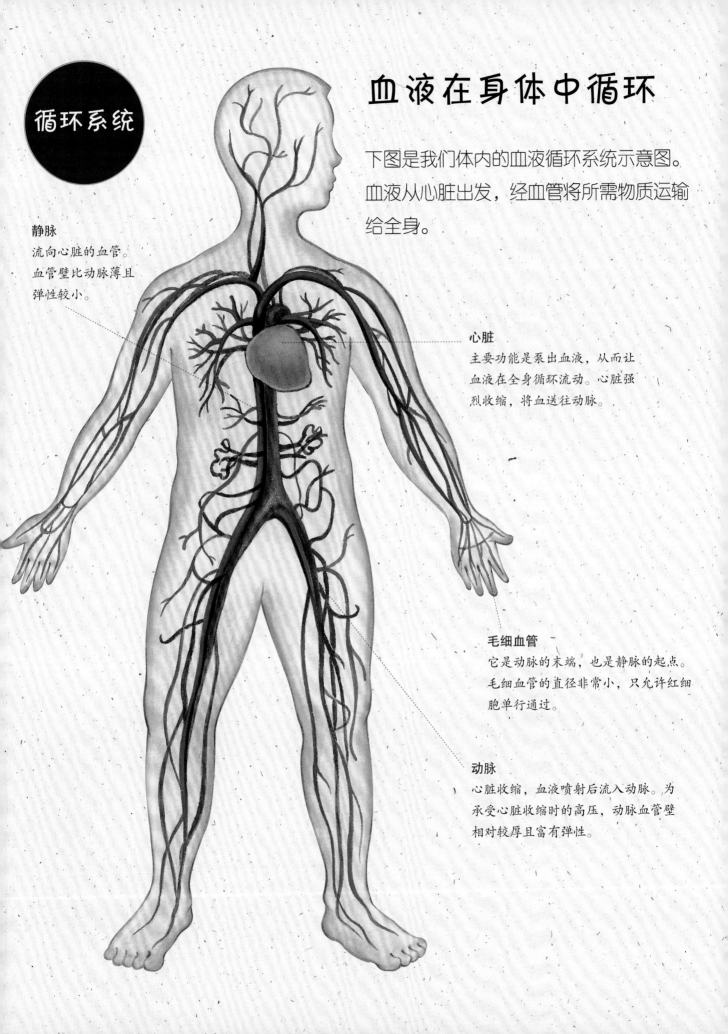

循环系统

血液在身体中循环

下图是我们体内的血液循环系统示意图。血液从心脏出发，经血管将所需物质运输给全身。

静脉
流向心脏的血管。血管壁比动脉薄且弹性较小。

心脏
主要功能是泵出血液，从而让血液在全身循环流动。心脏强烈收缩，将血送往动脉。

毛细血管
它是动脉的末端，也是静脉的起点。毛细血管的直径非常小，只允许红细胞单行通过。

动脉
心脏收缩，血液喷射后流入动脉。为承受心脏收缩时的高压，动脉血管壁相对较厚且富有弹性。

"那生病的时候，医生给我们号脉是检查什么呀？"

"心脏每跳动一下，血液就会从心脏涌向身体各处，血管也会跟着跳动，也就是动脉搏动，人们称其为'脉搏'。掌握脉搏的状态，医生就能大致了解我们身体的哪部分出现了异常。"

"那看来心脏的跳动并不总是一样的？"

"对咯。你看，刚才你做了一个可怕的梦，心脏就比平时跳得更快了。"

"这样说来，好像每次被吓到的时候，确实都心跳加速了。"

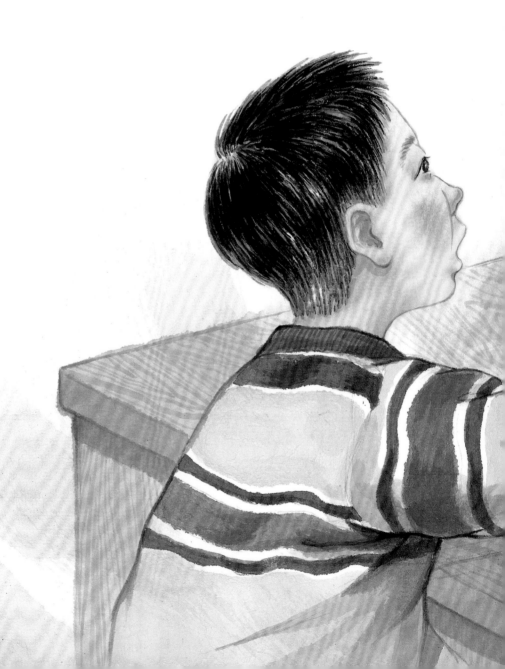

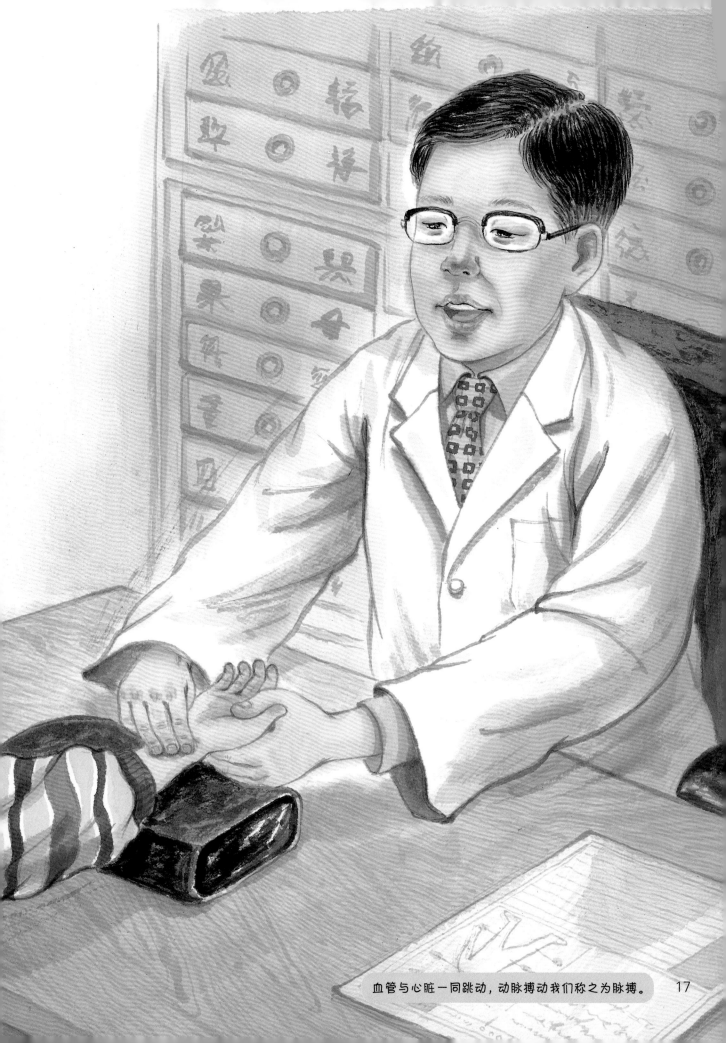

血管与心脏一同跳动，动脉搏动我们称之为脉搏。　17

呼吸

下图是进行外呼吸的呼吸系统示意图。
人在呼吸时，会吸入氧气，呼出二氧化碳。

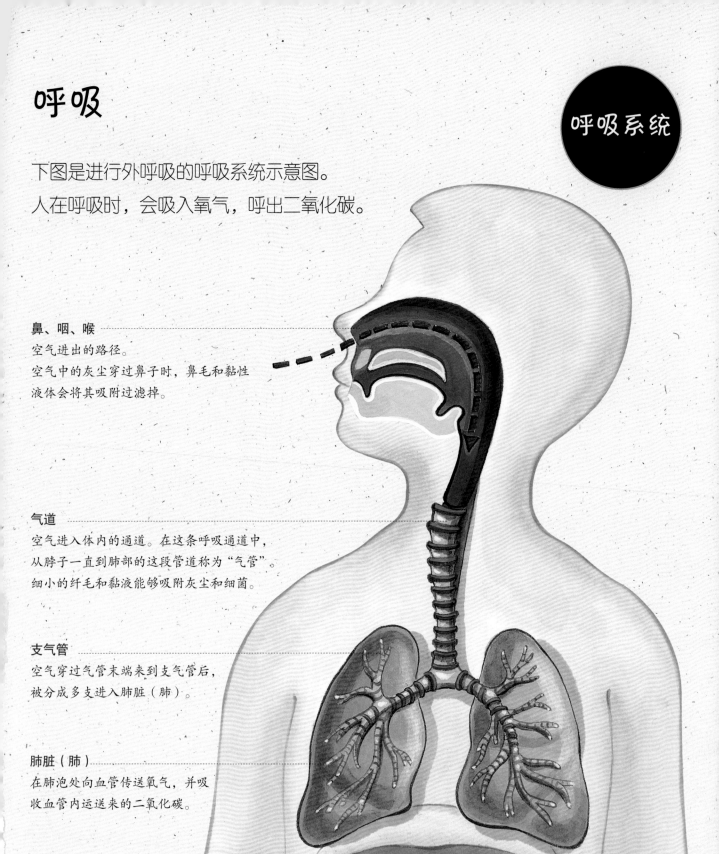

鼻、咽、喉
空气进出的路径。
空气中的灰尘穿过鼻子时，鼻毛和黏性
液体会将其吸附过滤掉。

气道
空气进入体内的通道。在这条呼吸通道中，
从脖子一直到肺部的这段管道称为"气管"。
细小的纤毛和黏液能够吸附灰尘和细菌。

支气管
空气穿过气管末端来到支气管后，
被分成多支进入肺脏（肺）。

肺脏（肺）
在肺泡处向血管传送氧气，并吸
收血管内运送来的二氧化碳。

横膈膜
肺部随着横膈膜的上升下降
进行移动并呼吸。

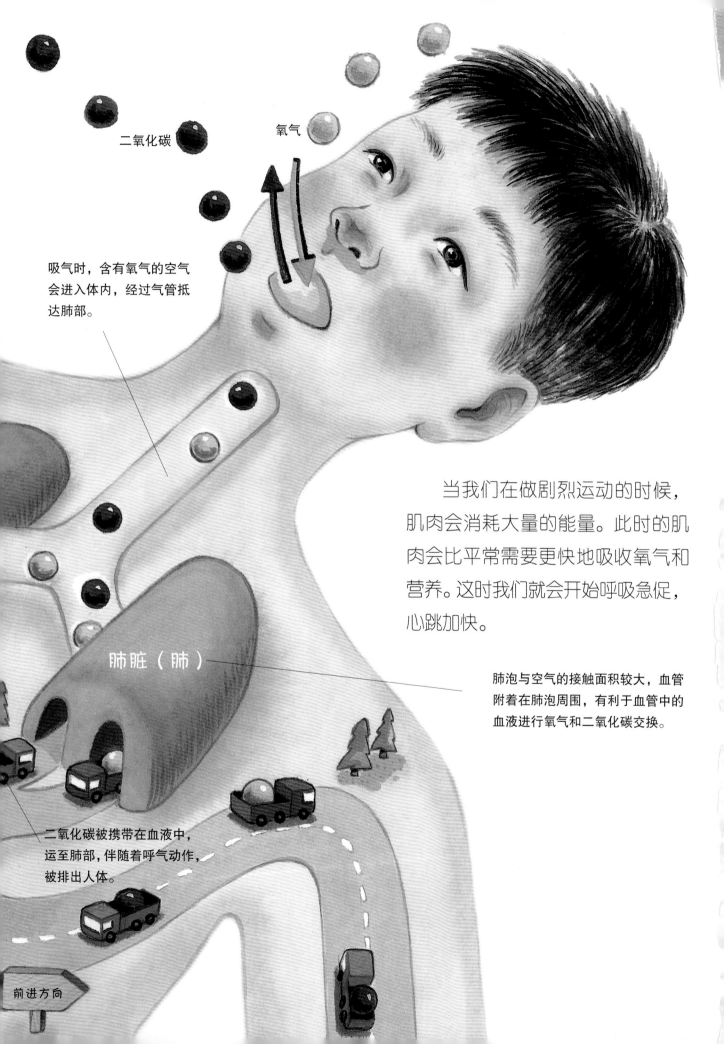

二氧化碳

氧气

吸气时，含有氧气的空气会进入体内，经过气管抵达肺部。

当我们在做剧烈运动的时候，肌肉会消耗大量的能量。此时的肌肉会比平常需要更快地吸收氧气和营养。这时我们就会开始呼吸急促，心跳加快。

肺脏（肺）

肺泡与空气的接触面积较大，血管附着在肺泡周围，有利于血管中的血液进行氧气和二氧化碳交换。

二氧化碳被携带在血液中，运至肺部，伴随着呼气动作，被排出人体。

前进方向

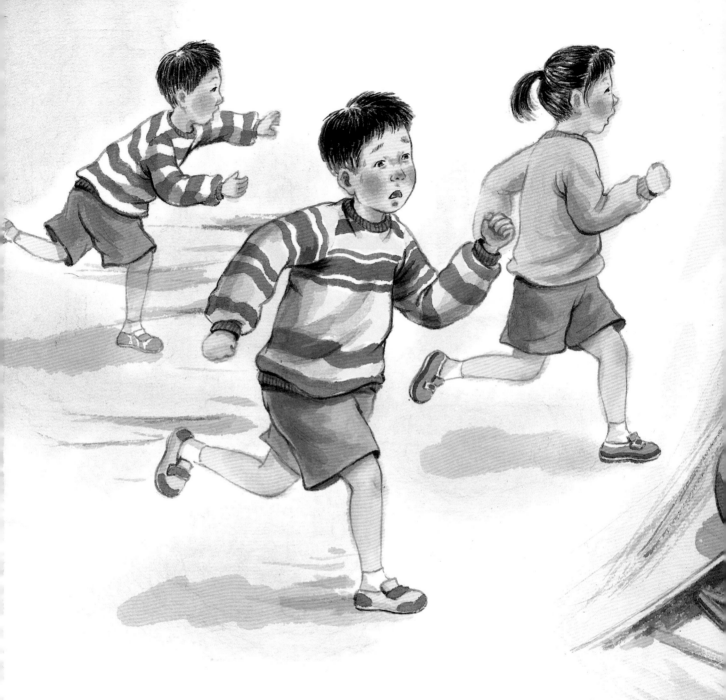

"那心脏在什么情况下会加速跳动呀？"

"虽然在我们感到害怕时也会心跳加速，但大多数情况是我们进行剧烈运动的时候。刚跑完步的时候，就能明显感受到我们自己的心跳加快哦。"

"没错没错。可是心脏为什么要加速跳动呀？"

"因为我们运动时，身体细胞会消耗大量的氧气，所以心脏必须更快地给细胞们运送更多的氧气才行。还有，像我们小贤这样的小朋友，由于正在生长发育，所以需要更多的能量。因此与成人相比，小朋友们需要更多的氧气。这也是为什么儿童的心跳会比成人快。"

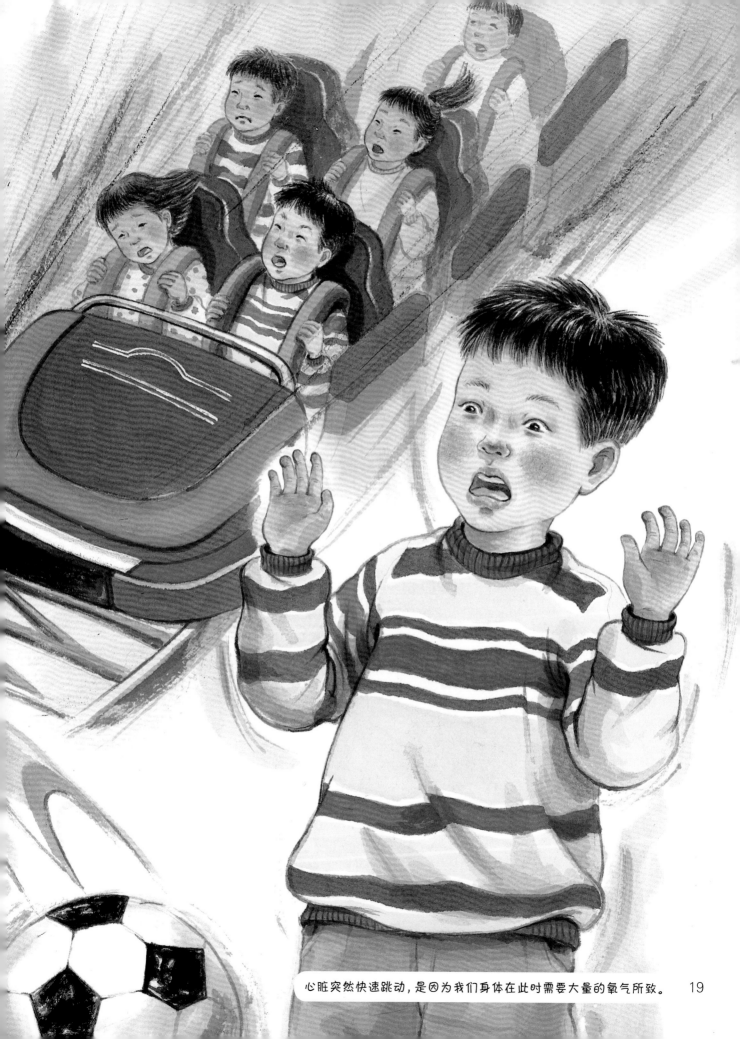

心脏突然快速跳动，是因为我们身体在此时需要大量的氧气所致。　19

"这么重要的氧气是怎样进入我们身体的呀？"

"慢慢地深吸一口气看看。随着胸腔容量的扩大，就能发现有大量的空气来到了我们的胸腔。空气中的氧气就是这样通过肺部成功进入我们身体的。"

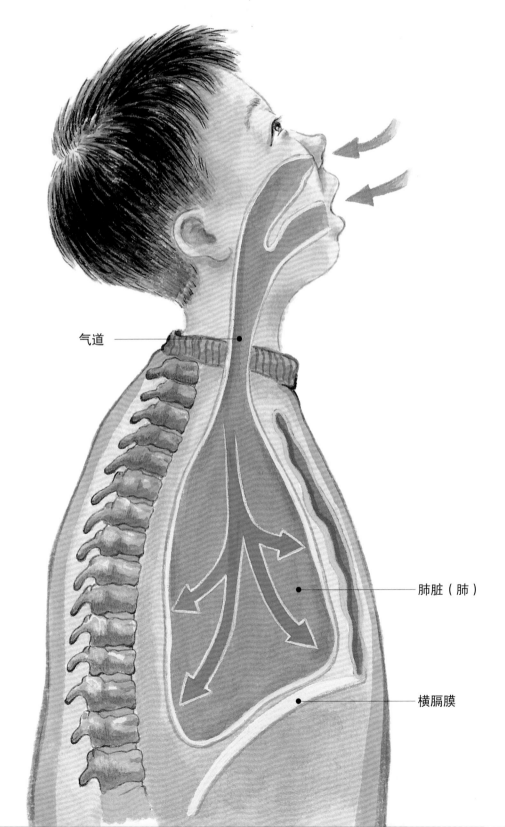

气道

肺脏（肺）

横膈膜

"我们身体不需要的二氧化碳是随着呼气排出体外了吗？"

"答对啦。再来长呼一口气看看。胸腔收缩，体内的空气随之排出。通过肺部排出的空气中，就混有我们静脉中的二氧化碳哦。"

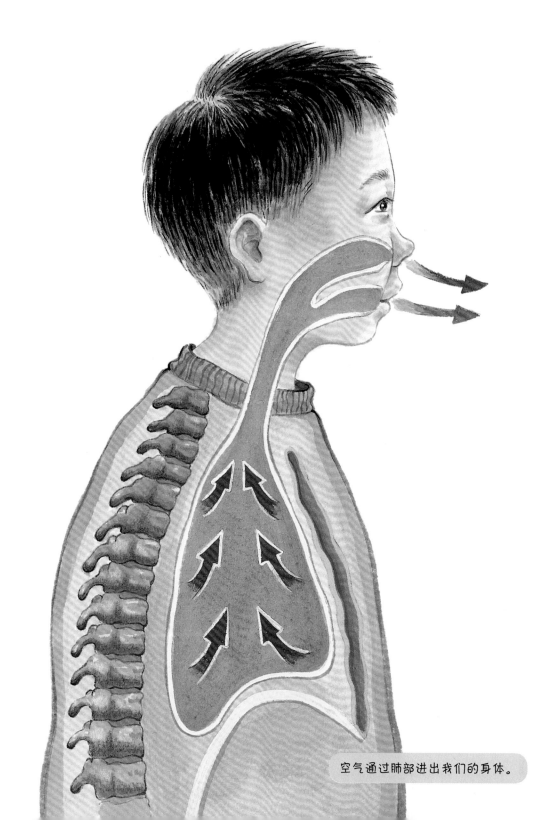

空气通过肺部进出我们的身体。

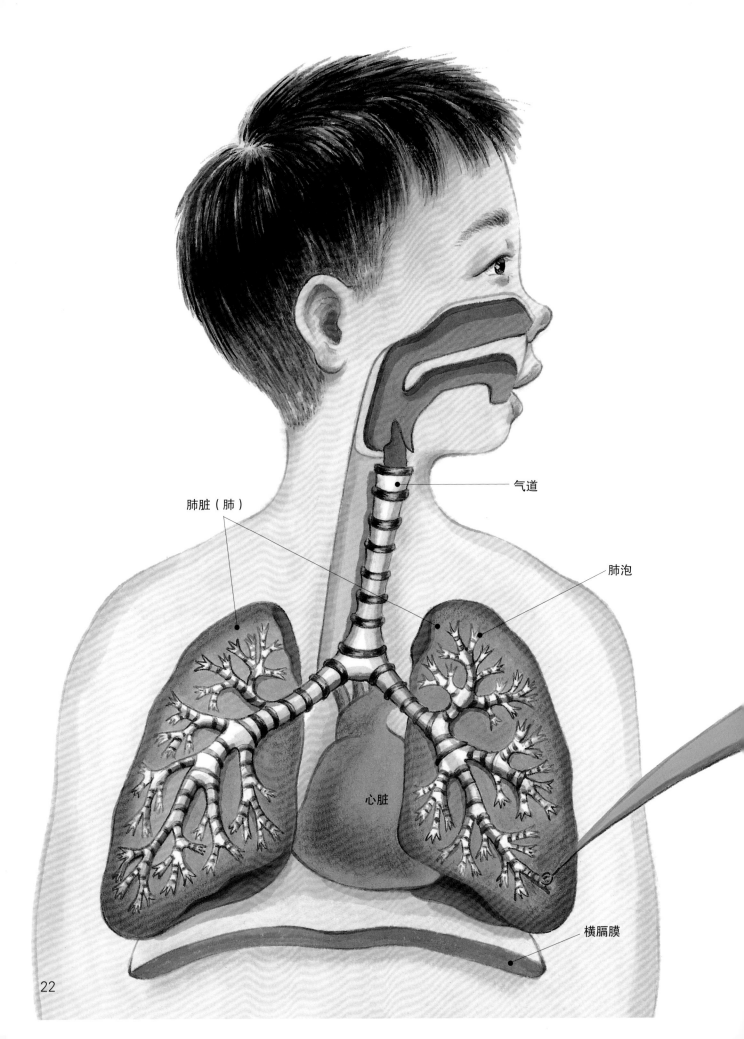

气道

肺脏（肺）

肺泡

心脏

横膈膜

"可是空气好像不能直接进入血管吧？"

"对的。就像血液中的氧气在提供给细胞时需要毛细血管参与一样，我们吸入的空气经过气管来到肺部后，也需要毛细血管参与。在肺部有很多形状像葡萄一样的肺泡，负责氧气交换的毛细血管就附着在这些肺泡上。"

"然后就像水珠渗透过面巾纸一样，氧气渗透进毛细血管里，二氧化碳重新渗透回肺泡里！"

"小贤现在对毛细血管的认识可真的是了如指掌啊。"

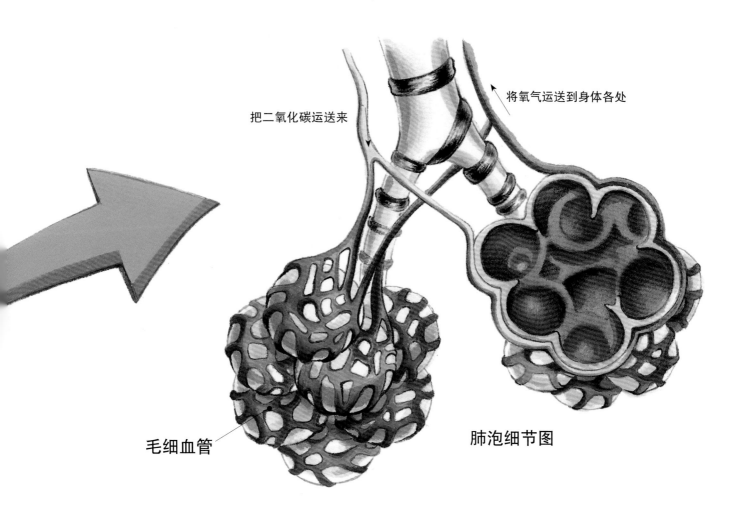

将氧气运送到身体各处

把二氧化碳运送来

毛细血管

肺泡细节图

"妈妈来考考你吧？我们知道，心脏能够自动有节律地跳动，但是肺部的呼吸是受到我们意识支配的。你知道是什么帮助空气进入我们肺部的吗？"

"是嘴和鼻子吗？"

"哈哈哈。嘴和鼻子只是空气进出必经之地，帮助我们呼吸的是我们身体的其他地方。把双手放在胸部和腹部，然后试着深呼吸看看，是不是能感觉到它的起伏变化？这是胸部的肋骨和肚子上方的横膈膜在做运动呢。"

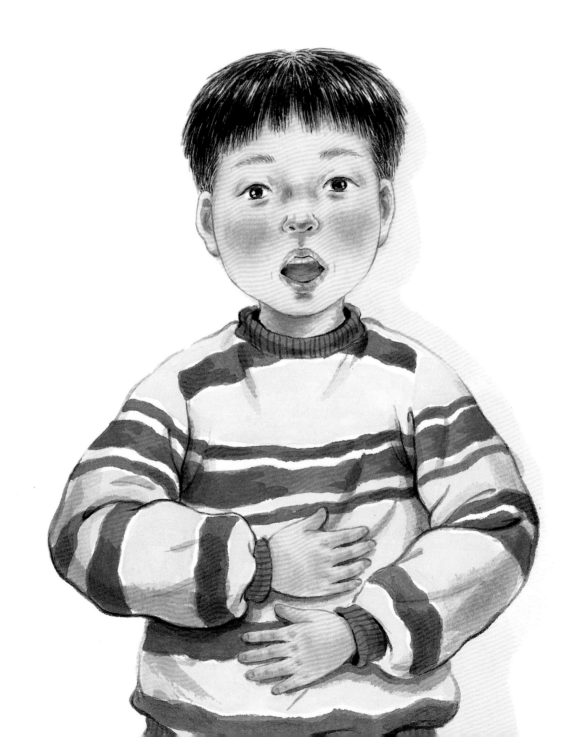

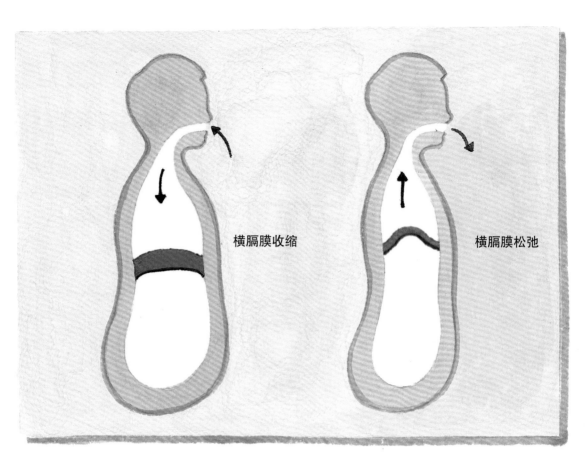

横膈膜收缩

横膈膜松弛

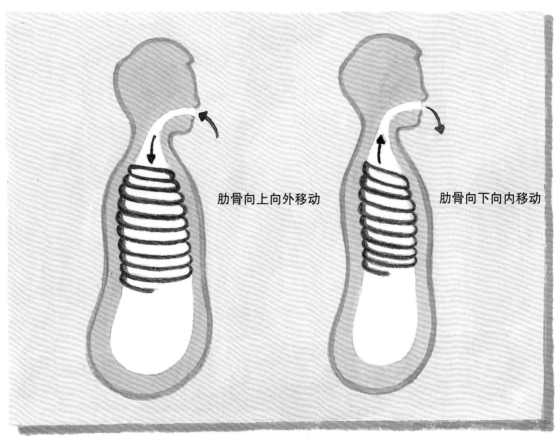

肋骨向上向外移动

肋骨向下向内移动

肋骨和横膈膜能够帮助我们用肺进行呼吸。

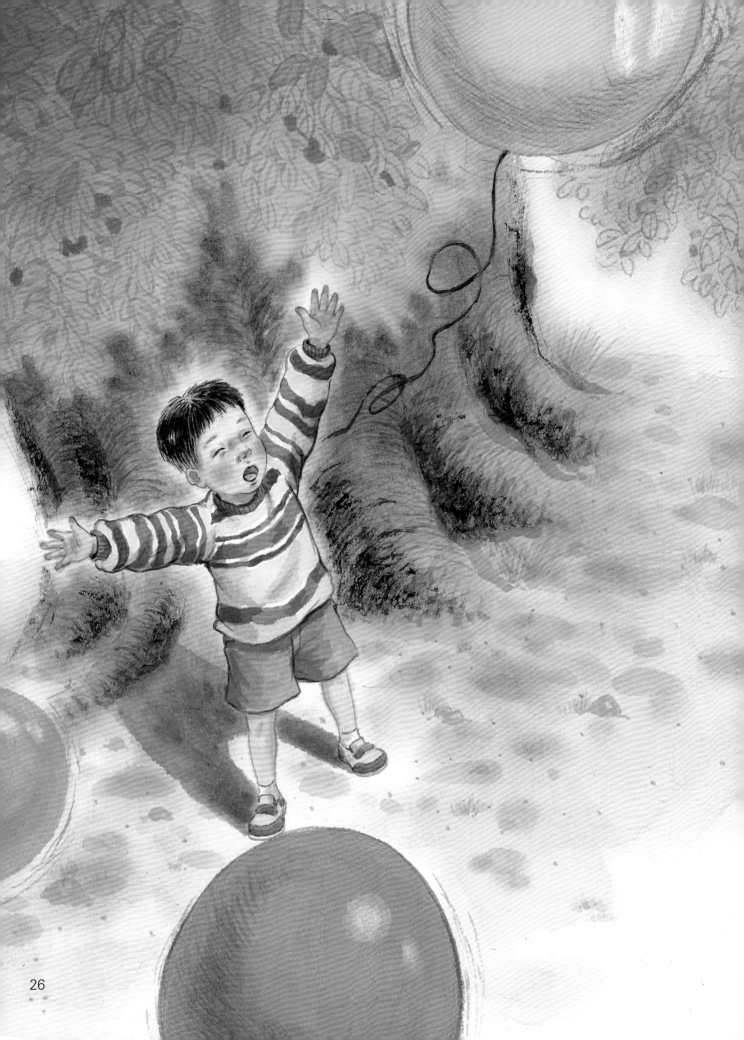

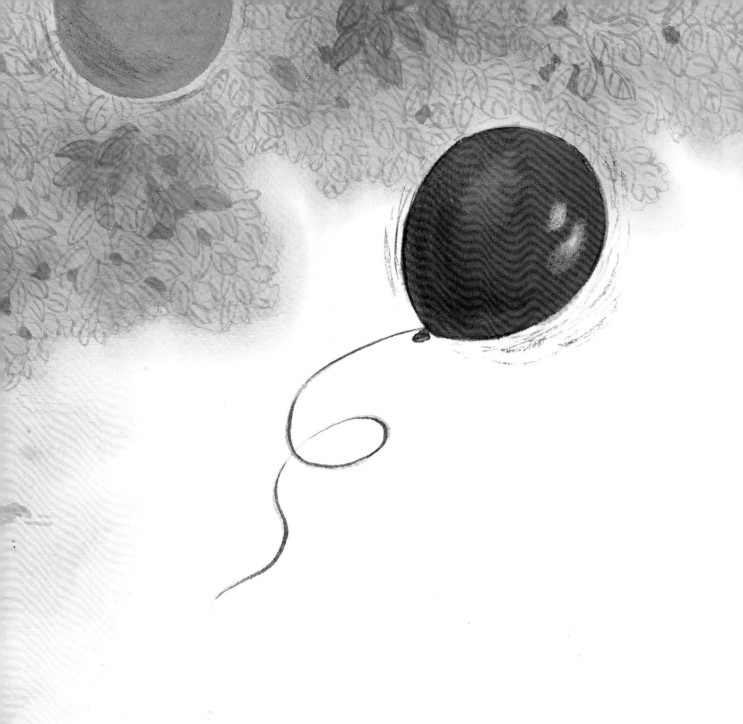

小贤听着妈妈讲的故事，恐惧渐渐消失了，
还学到了很多关于心脏和肺部的知识。
"我要出去玩吹气球，把身体里的二氧化碳全都吹出去！"
小贤一边开心地玩着气球一边想，
"要给我的身体新鲜干净的空气才行，这样我的细胞们才能健健康康。
从今天开始，为了让我们呼吸的空气不被污染，我也要付诸实际行动！"

呼吸干净的空气能让我们体内的细胞更加健康。 27

不同状态下脉搏的跳动次数一样吗?

安静状态下和跑跳之后的脉搏会有怎样的变化?
一起来了解不同状态下脉搏的变化差异吧。

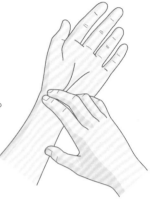

准备材料　钟表

实验方法

1. 测量脉搏时,手指轻按手腕内侧,计算出 1 分钟内的脉搏跳动次数。
2. 分别测量跑完 50 米、跳上楼梯、看书时和睡觉时的脉搏数。

实验结果

类别	跑完 50 米后	跳上楼梯后	看书时	睡觉时
脉搏数	145	148	85	72

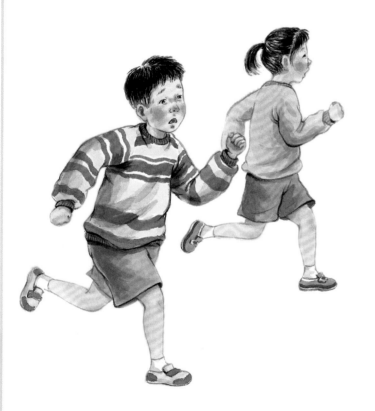

为什么会这样呢?

跑步或跳跃后,脉搏数要比看书或睡觉时有所增加。脉搏数是我们心脏跳动的次数。脉搏数的增加,是为了给我们身体提供运动时所需的氧气和营养物质。每当心脏将血液强有力地向外输出时,心脏就会跳动1次。从心脏出发的血液,经过动脉、毛细血管和静脉又会重新回到心脏。

我们是怎样实现呼吸的?

通过呼吸我们获得了新鲜的空气,排出了有害的二氧化碳。那么我们究竟是怎样实现呼吸的呢?一起来制作模型进行观察吧。

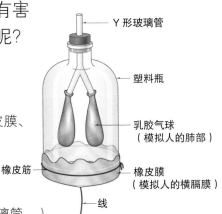

准备材料　塑料瓶、Y形玻璃管、橡胶塞、2个乳胶气球、橡皮膜、橡皮筋、线

实验方法

1.将乳胶气球安装在Y形玻璃管上之后,将玻璃管插入橡胶塞,并将其塞入塑料瓶瓶口。(可用吸管代替Y形玻璃管。)

2.在塑料瓶的切割面上平铺橡皮膜,然后将其扎紧。

3.轻轻拉动绑在橡皮膜上的线,再缓慢释放。观察此过程中塑料瓶内气球的变化。

实验结果

慢慢松开绑在橡皮膜上的线,气球中的空气被渐渐排出,气球收缩。

轻轻拉动绑在橡皮膜上的线,空气通过玻璃管进入气球,气球变大。

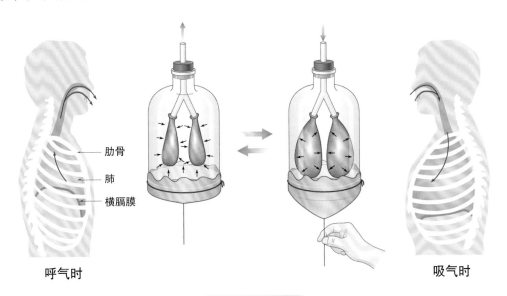

呼气时　　　　　　　　　　　　　　　　　　吸气时

为什么会这样呢?

呼吸是通过横膈膜和肋骨的移动实现的。实验中的橡皮膜还原了我们呼吸时横膈膜的运动。吸气时,肋骨上升,横膈膜下降;呼气时,肋骨下降,横膈膜上升。当空气进入我们身体时,胸腔容量变大,氧气会被送到血液中;当空气被排出时,血液中的二氧化碳则会被送至肺部。

提问 血液完成一次全身循环需要多久的时间？

血液之所以能够流到身体的每个角落，是因为心脏在不停地做泵血活动。心脏搏动的次数与脉搏跳动的次数是一致的。一个正常人的脉搏数通常在每分钟 60 ~ 100 次。

那么血液在体内循环一次需要多久呢？血液从心脏出发再重新回流到心脏大约需要 20 ~ 25 秒。

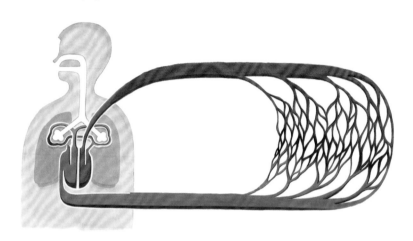

提问 为什么会打嗝？

横膈膜将身体的胸腔和腹腔分隔开，人们通过强健的横膈膜肌肉运动完成呼吸运动。横膈膜收缩下降，空气进入肺部；松弛上升，空气被推出。

但如果向横膈膜发出命令的大脑在某一瞬间发出了比平时稍快或稍慢的命令，那么呼吸时间将会错位。这种情况下横膈膜就会收缩，人们就会开始打嗝了。屏住呼吸一会儿或是捏住鼻子喝冷水，都可以有效地止住打嗝哦。

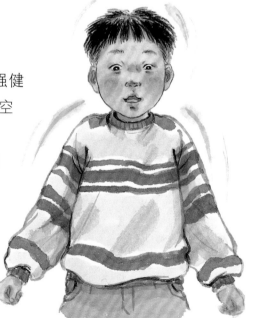

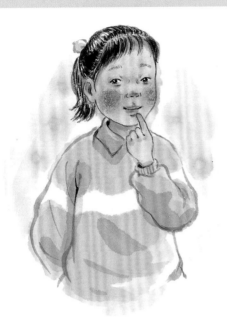

提问 难为情的时候为什么脸红?

当我们遇到难为情的事或是羞愧难当的时候,脸就会不自觉地变红发烫。还有在自己喜欢的人面前或是开心兴奋的时候也会这样。

脸突然变红发烫,是由于面部的毛细血管扩张造成的。毛细血管扩张后,局部大量的血液流过,脸颊皮肤就会变得比平常略红一些,同时脸颊发烫。

科学话题

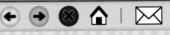

测谎仪的工作原理

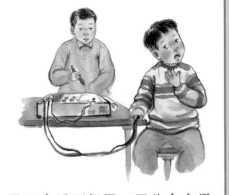

当一个人有意识地说谎时,他会变得焦虑不安起来,于是生理上也会随之发生变化。他的呼吸或脉搏数还有血压都会发生变化。感知出这种变化以检测当事人是否撒谎的仪器就叫做"测谎仪"。

要是撒了谎,就会担心谎言会不会被戳穿,是否会受到惩罚,因此会变得很紧张。这种刺激会导致"自律神经"尤其是"交感神经"紊乱,引发各种身体变化。比如:血压升高,脉搏数增加,大量出汗,瞳孔扩大,等等。测谎仪通过监测当事人的呼吸、脉搏和血压的变化等,进而判定对方是否在撒谎。

这个一定要知道！

阅读题目，给正确的选项打√。

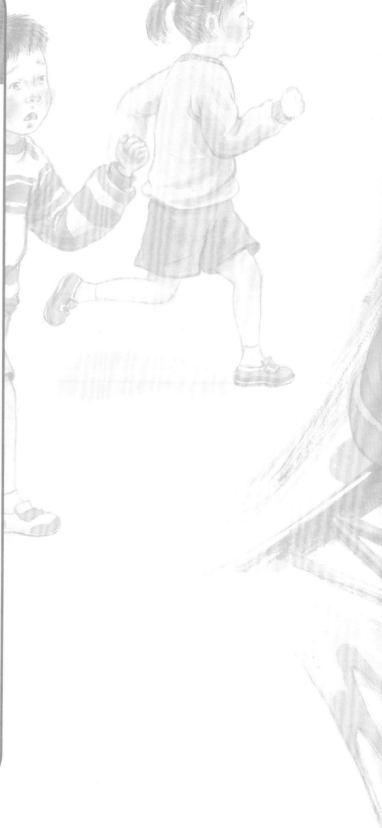

1 血液从心脏涌出后不会流经下列哪个器官？

- [ ] 动脉
- [ ] 毛细血管
- [ ] 气管
- [ ] 静脉

2 是什么使得血液的颜色呈红色？

- [ ] 白细胞
- [ ] 红细胞
- [ ] 二氧化碳
- [ ] 肺

3 心脏跳动的频率是会变的，在什么情况下心跳会加快？

- [ ] 运动的时候
- [ ] 休息的时候
- [ ] 睡觉的时候
- [ ] 看书的时候

4 空气被吸入后，进入了我们身体的哪个部位？

- [ ] 胃
- [ ] 肺
- [ ] 小肠
- [ ] 心脏

1. 气管／2. 红细胞／3. 运动的时候／4. 肺

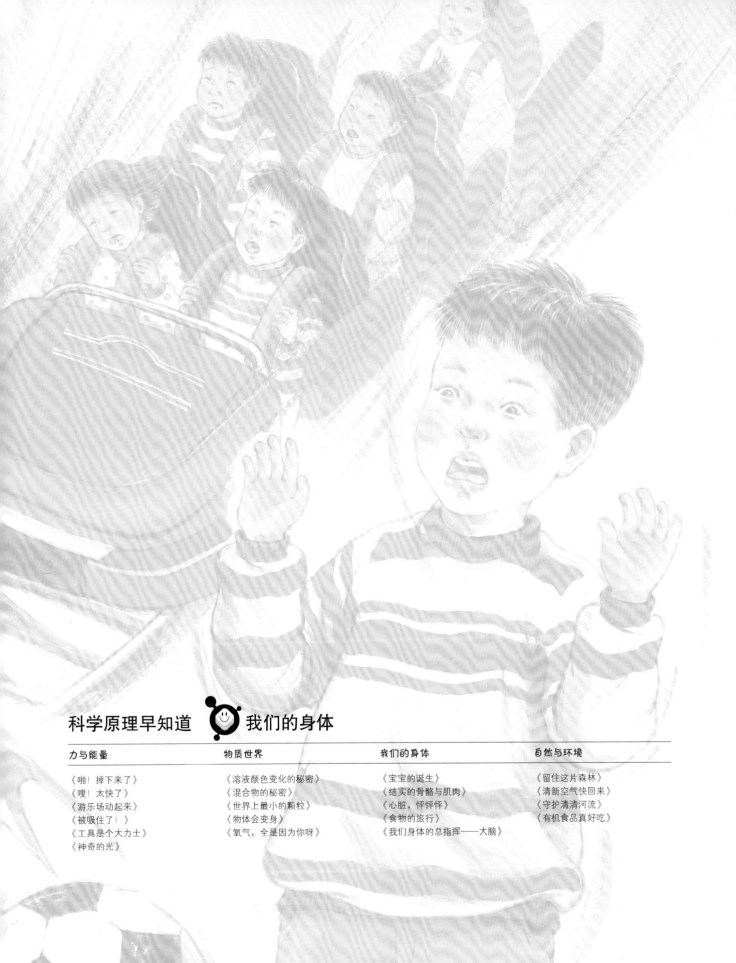

科学原理早知道　　我们的身体

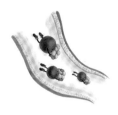

推荐人 朴承载 教授（首尔大学荣誉教授，教育与人力资源开发部科学教育审议委员）
作为本书推荐人的朴承载教授，不仅是韩国科学教育界的泰斗级人物，创立了韩国科学教育学院，任职韩国科学教育组织联合会会长，还担任着韩国科学文化基金会主席研究委员、国际物理教育委员会（IUPAP-ICPE）委员、科学文化教育研究所所长等职务，是韩国儿童科学教育界的领军人物。

推荐人 大卫·汉克（Dr.David E.Hanke）教授（英国剑桥大学教授）
大卫·汉克教授作为本书推荐人，在国际上被公认为是分子生物学领域的权威，并且是将生物、化学等基础科学提升至一个全新水平的科学家。近期积极参与了多个科学教育项目，如科学人才培养计划《科学进校园》等，并提出《科学原理早知道》的理论框架。

编审 李元根 博士（剑桥大学理学博士，韩国科学传播研究所所长）
李元根博士将科学与社会文化艺术相结合，开创了新型科学教育的先河。参加过《好奇心天国》《李文世的科学园》《卡卡的奇妙科学世界》《电视科学频道》等节目的摄制活动，并在科技专栏连载过《李元根的科学咖啡馆》等文章。成立了首个科学剧团并参与了"LG科学馆"以及"首尔科学馆"的驻场演出。此外，还以儿童及一线教师为对象开展了《用魔法玩转科学实验》的教育活动。

文字 申贤镇
毕业于首尔教育大学，现为首尔高远小学教师。十分关注儿童科学教育事业，积极参与小学教师联合组织"小学科学守护者"的活动，并担任了小学科学教室和小学教师科学实验培训的讲师。参与科学中心校园和科学营项目，致力于研究让孩子在生活中也能够轻松探索科学的教学方法。

插图 吴恩英
就读于水原大学造型艺术系，主修韩国画。现在是一名插画师，主要作品有《我们真正的祖母》《与自然同行》《欢迎来到老黄家的银行》等。

심장이 두근두근
Copyright © 2007 Wonderland Publishing Co.
All rights reserved.
Original Korean edition was published by Publications in 2000
Simplified Chinese Translation Copyright © 2022 by Chemical Industry Press Co., Ltd.
Chinese translation rights arranged with by Wonderland Publishing Co.
through AnyCraft-HUB Corp., Seoul, Korea & Beijing Kareka Consultation Center, Beijing, China.
本书中文简体字版由 Wonderland Publishing Co. 授权化学工业出版社独家发行。

北京市版权局著作权合同版权登记号：01-2022-3285

图书在版编目（CIP）数据

心脏，怦怦怦 /（韩）申贤镇文；（韩）吴恩英绘；祝嘉雯译. —北京：化学工业出版社，2022.6
（科学原理早知道）
ISBN 978-7-122-41015-3

Ⅰ.①心… Ⅱ.①申…②吴…③祝… Ⅲ.①心脏—儿童读物 Ⅳ.①R322.1-49

中国版本图书馆CIP数据核字(2022)第047702号

责任编辑：张素芳
责任校对：王　静
装帧设计：盟诺文化
封面设计：刘丽华

出版发行：化学工业出版社
　　　　　（北京市东城区青年湖南街13号　邮政编码100011）
印　　装：北京华联印刷有限公司
889mm×1194mm　1/16　印张2¼　字数50千字
2023年1月北京第1版第1次印刷

购书咨询：010 - 64518888
售后服务：010 - 64518899
网　　址：http://www.cip.com.cn

凡购买本书，如有缺损质量问题，本社销售中心负责调换。

定　价：25.00元　　　　　版权所有　违者必究